GESTION DE L'AUTISME CHEZ LES ADOLESCENTES

Comprendre l'autisme chez les adolescentes

Robert T. Moon

Table des matières

Introduction

Le trouble du spectre autistique (TSA) est un trouble neurodéveloppemental complexe qui affecte la façon dont les individus interagissent avec les autres, communiquent et se comportent. Des différences dans les interactions sociales, la communication et les comportements répétitifs le caractérisent. Les personnes autistes peuvent avoir des difficultés à établir un contact visuel, à comprendre les signaux non verbaux et à engager une conversation. Ils peuvent également avoir des comportements répétitifs, comme répéter des mots ou des phrases, et s'engager dans des routines rigides et difficiles à changer.

Il est important de noter que l'autisme est un trouble du spectre, ce qui signifie qu'il affecte les individus différemment et à des degrés divers. Certaines personnes autistes peuvent être non verbales et avoir besoin d'aide pour les activités de la vie quotidienne, tandis que d'autres peuvent souffrir d'un autisme de haut niveau et être capables de vivre de manière indépendante. Quel que soit leur niveau de fonctionnement, toutes les personnes autistes méritent soutien et compréhension.

Élever un enfant autiste peut être un défi, mais l'adolescence présente un ensemble unique de difficultés. Au cours de l'adolescence, les individus vivent des changements physiques, émotionnels et sociaux importants qui peuvent être difficiles à gérer, en particulier pour les personnes autistes. Les adolescentes autistes peuvent avoir du mal à nouer et entretenir des relations, à exprimer leurs émotions et à comprendre les signaux sociaux et les attentes de leur entourage.

De plus, l'adolescence peut être une période d'anxiété et de stress accrus pour de nombreuses personnes, et cela est particulièrement vrai pour les adolescents autistes. Les exigences sociales et émotionnelles de l'adolescence peuvent être écrasantes et les adolescents peuvent avoir du mal à avoir confiance en eux et en leur estime de soi. Ils peuvent également être confrontés à l'intimidation, à la pression de leurs pairs et à l'isolement, ce qui peut avoir des effets durables sur leur bien-être.

Par conséquent, il est crucial que les parents et les soignants comprennent les besoins uniques de leur adolescente autiste et lui apportent le soutien dont elle a besoin pour s'épanouir. Dans ce livre, nous explorerons les étapes de développement, les comportements et les défis courants chez les adolescentes autistes et proposerons des stratégies pratiques pour soutenir leur développement émotionnel et social, leur planification éducative et professionnelle, ainsi que la gestion des comportements difficiles.

L'objectif de ce livre est de fournir un guide complet aux parents, aux tuteurs et aux membres de la famille d'adolescentes autistes. Que vous commenciez tout juste votre voyage ou que vous ayez des années d'expérience, ce livre vous fournira les informations, le soutien et les encouragements dont vous avez besoin pour aider votre fille à grandir et à s'épanouir.

CHAPITRE UN : Autisme chez les filles : signes, symptômes et sous-diagnostic

L'autisme chez les femmes peut se manifester différemment que chez les hommes. Étant donné que les filles ne présentent souvent pas les symptômes « normaux » de l'autisme, les membres de la famille et même les professionnels de la santé peuvent parfois être sceptiques quant au fait qu'un enfant soit autiste. Cela est dû au fait que la recherche a principalement basé ces symptômes sur des études menées auprès d'hommes.

Les femmes autistes présentent souvent les signes et symptômes suivants, en particulier celles qui se situent à l'extrémité du spectre de haut niveau de fonctionnement :

- Compter sur les autres pour parler en leur nom ou les guider

- Être exceptionnellement sensible aux difficultés sensorielles
- Ayant des intérêts intenses mais spécifiques
- Se faire et fidéliser des amis est difficile
- Avoir des discussions limitées à certains sujets d'intérêt. Difficulté à communiquer socialement avec les autres (qui augmente avec l'âge).
- Se présentant comme doux, timide ou inhabituellement passif
- Éprouver de l'anxiété, de la tristesse ou d'autres problèmes de santé mentale
- Incapacité à réguler ses émotions
- Vivre des convulsions

Il est vrai qu'il existe certaines différences entre les symptômes de l'autisme chez les filles et les femmes et ceux des garçons et des hommes. Cela implique qu'un diagnostic d'autisme peut ne pas être posé chez les femmes avant bien plus tard dans la vie, voire jamais.

Symptômes de l'autisme chez les filles

Même s'il n'existe pas de symptôme ou d'indication unique pouvant être utilisé pour identifier l'autisme chez quiconque, quel que soit son identité de genre ou son sexe à la naissance. Certains aspects de l'autisme peuvent aider les professionnels de la santé à poser le diagnostic.

Cependant, certains des symptômes « typiques » de l'autisme, plus fréquemment observés chez les garçons, peuvent ne pas être présents chez les filles autistes. Les filles autistes apprennent parfois à dissimuler ces habitudes ou à les compenser de manière excessive.

De nombreuses filles et femmes autistes partagent plusieurs expériences, qu'elles soient des femmes et soupçonnent qu'elles peuvent être autistes ou qu'elles s'occupent d'un enfant qui pourrait être atteint du spectre autistique.

Une femme autiste peut :

- Compte sur les autres enfants pour la diriger et parler à sa place lorsqu'elle est à l'école.
- Possèdent des intérêts intenses mais limités. Elle a une liste d'intérêts extrêmement limitée et spécialisée. Par exemple, un jeune autiste peut parler sans fin des personnes, des lieux, des choses ou des interprètes d'une émission télévisée, mais ne sait presque rien de l'émission elle-même (par exemple, l'intrigue).
- Limitez vos conversations aux sujets qui l'intéressent. Elle peut discuter avec vous de son attention sur un passe-temps particulier, mais elle ne réfléchit pas beaucoup à ce que pensent les autres. En conséquence,

elle pourrait avoir du mal à socialiser ou à rejoindre des groupes.

- Soyez extrêmement sensible aux problèmes sensoriels, notamment aux bruits forts, aux lumières vives et aux odeurs fortes (ce symptôme est répandu chez les personnes autistes des deux sexes).
- A un faible seuil de frustration et a du mal à contrôler ses émotions lorsqu'elles surviennent. Elle pourrait présenter des « crises de colère » inappropriées pour son âge, qui sont en fait des crises de colère causées par l'autisme. En raison de ce comportement, les élèves peuvent être retenus ou éventuellement suspendus de l'école.
- Présentent des symptômes de maladie mentale, comme la dépression ou l'anxiété. Les troubles obsessionnels compulsifs (TOC), les troubles de l'alimentation et d'autres maladies mentales coexistent fréquemment

chez les personnes autistes de tous âges.

Trouble obsessionnel-compulsif : qu'est-ce que c'est ?
Certains signes de l'autisme peuvent être confondus avec des traits de personnalité ou de simples « bizarreries » dans la façon dont une jeune fille interagit avec les gens.

En réalité, il peut s'agir d'indicateurs non évidents d'autisme chez les femmes :

Elle a du mal à nouer et à entretenir des amitiés. Elle pourrait se montrer naïve à l'égard des signaux sociaux non verbaux et même des actions des filles qui l'entourent, comme ne pas comprendre ou ne pas s'intéresser à leurs choix de coiffure et de vêtements.
À l'école et dans d'autres milieux sociaux, elle est qualifiée de « calme » ou de « timide ». Bien que les personnes autistes possèdent un large éventail de capacités linguistiques,

ces difficultés peuvent rendre difficile pour un enfant de participer à des conversations avec ses pairs, de lever la main en classe ou de réagir rapidement dans des situations sociales.

Elle fait preuve d'une passivité exceptionnelle. Être passif peut être le symptôme qu'une personne ne sait pas quoi dire ou faire dans une circonstance donnée et a déterminé que la meilleure ligne de conduite est de garder le silence. Cependant, les jeunes filles peuvent découvrir qu'être passives a plus de chances d'être acceptée ou récompensée, en particulier à l'école, même lorsque certaines personnes autistes sont en fait très franches.

Diagnostic de l'autisme chez les filles par rapport aux garçons

Elle a eu une enfance typique, mais à l'approche de l'adolescence, elle commence à avoir des difficultés avec les interactions sociales. Très tôt, les filles autistes conçoivent fréquemment des moyens de dissimuler et de faire face à leur handicap. Ses problèmes deviennent cependant beaucoup plus évidents et difficiles à gérer à mesure que les exigences sociales deviennent plus sophistiquées au début de l'adolescence (ou se cachent).

Elle souffre de crises d'épilepsie. Selon certaines études, les filles autistes pourraient souffrir d'épilepsie plus fréquemment que les garçons autistes.

Pourquoi les filles autistes ne sont pas diagnostiquées

Certaines filles présentent des signes flagrants d'autisme, tels que des comportements d'autostimulation (stims) ou de graves troubles de la parole et du langage.

Les filles sont généralement orientées vers une thérapie et diagnostiquées dès le début si des difficultés de communication sociale ou de tâches cognitives sont perceptibles. L'autisme peut ne pas être identifié ni même discuté chez les filles présentant des symptômes légers ou celles qui maîtrisent le masquage jusqu'à ce qu'elles soient préadolescentes, adolescentes ou adultes.

Les diagnostics d'autisme manqués peuvent également être attribués à des attitudes culturelles (et à des mythes). On attend souvent des filles qu'elles se comportent avec plus de soumission et de retenue que les garçons. Alors qu'un garçon présentant les mêmes caractéristiques peut avoir besoin d'aide parce qu'il n'affiche pas un comportement plus extérieur, « typique d'un « garçon », une fille qui semble réservée et timide peut être considérée comme « féminine ».

De la même manière qu'une femme qui semble « espace » et indifférente est souvent qualifiée de « rêveuse » sous un bon jour, les mêmes actions chez les hommes peuvent être considérées comme perturbatrices et, encore une fois, entraîneraient une intervention.

L'autisme chez les filles peut également être négligé par les professionnels de la santé et les spécialistes de la santé mentale. Sur la base des recherches disponibles, qui se sont longtemps concentrées principalement sur les garçons et les hommes, les critères diagnostiques des troubles du spectre autistique (TSA) ont été développés.

Il reste encore beaucoup de chemin à parcourir, mais des mesures sont prises pour rendre les critères plus inclusifs pour les personnes autistes qui ne sont pas des hommes.

Consultez votre pédiatre et examinez les options proposées à l'école de votre enfant si vous ne savez pas si votre enfant est autiste mais que vous avez vu certains indicateurs d'autisme. Chaque enfant autiste bénéficie d'un plan de traitement personnalisé pour répondre à ses besoins, quel que soit son sexe natal ou son identité de genre.

Si des filles et des femmes autistes sont un jour identifiées, ce ne sera peut-être pas aussi tôt que chez les garçons et les hommes. Certaines filles apprennent très tôt à masquer les symptômes de l'autisme, et les caractéristiques « classiques » de l'autisme ne se manifestent pas toujours chez les femmes.

Plusieurs raisons peuvent conduire à un diagnostic d'autisme manqué ou incorrect chez les filles, et les attentes culturelles en font partie. Cela rend non seulement plus difficile l'obtention d'un diagnostic pour les filles autistes, mais cela les prive également du soutien nécessaire pendant une période plus longue.

Importance d'un diagnostic et d'une intervention précoces.

De nombreuses études ont démontré l'intérêt d'un diagnostic précoce puisqu'il facilite une intervention précoce. Améliorer la façon dont les personnes autistes fonctionnent dans leur vie quotidienne nécessite une intervention précoce.

Les symptômes de l'autisme peuvent avoir un impact léger ou grave sur le mode de vie d'une personne, selon la gravité avec laquelle ils l'affectent. De plus, à mesure qu'ils progressent, ces symptômes peuvent changer.

 Les problèmes de langage et l'hyperactivité, qui sont fréquemment présents chez les jeunes enfants, peuvent se transformer en problèmes relationnels, en dérégulation de l'humeur et en hypoactivité à l'adolescence et au début de l'âge adulte. Cela suggère qu'à mesure que les enfants grandissent, les symptômes peuvent prendre différentes formes. Cependant, si les enfants bénéficiaient d'une intervention à un jeune âge, cela diminuerait considérablement.

De plus, les jeunes enfants seraient plus faciles à corriger leurs mauvaises habitudes et comportements que les plus âgés. Lorsque les enfants sont diagnostiqués plus tard dans la vie, ils peuvent déjà avoir des habitudes, des modes de pensée et des comportements rigides. La capacité des enfants à apprendre et à acquérir de nouvelles capacités s'en trouvera affectée. De plus, les parents auront plus de mal à contrôler leur comportement à la maison. Des études ont également indiqué que le fait de recevoir de l'aide avant l'âge de quatre ans est lié à des gains considérables en termes de compétences cognitives, linguistiques et fonctionnelles quotidiennes. Non seulement un diagnostic tardif entrave l'inventivité précoce, mais il soumet également les parents à un stress accru.

L'objectif est que les parents d'enfants autistes puissent mieux comprendre les difficultés qu'ils éprouvent à faire face aux problèmes de comportement, aux déficits de communication sociale et au degré de capacités d'adaptation de leur enfant. Lorsque les parents sont incapables d'interagir efficacement avec leur enfant pour développer une relation significative avec lui, leur niveau de stress augmente. De plus, cela pourrait conduire à un jugement si leur enfant présente « des modèles de langage et de communication étranges tels que des discours stéréotypés et des activités rituelles bizarres » en public. Le degré d'adaptabilité d'un enfant aura également un impact sur le niveau de stress des parents. L'enfant a d'autant plus besoin de l'aide parentale que son niveau de capacité d'adaptation est faible. Un diagnostic précoce est crucial car il permet aux parents de trouver le meilleur traitement et la meilleure assistance en fonction du niveau de fonctionnement de leur enfant.

CHAPITRE DEUX : Soutenir le développement émotionnel et social

Comprendre les défis émotionnels et sociaux des adolescentes autistes :
Les adolescentes autistes sont confrontées à toute une série de défis émotionnels et sociaux qui peuvent avoir un impact sur leur bien-être et leur bonheur en général. Ces défis peuvent inclure des difficultés à nouer et à entretenir des relations, à comprendre et à exprimer des émotions, et à naviguer dans les signaux sociaux et les attentes de ceux qui les entourent.

Développer des compétences sociales et des amitiés

L'un des plus grands défis auxquels sont confrontées les adolescentes autistes est de nouer et d'entretenir des relations. Cela peut entraîner des sentiments de solitude, d'isolement et une faible estime de soi. Pour aider votre fille à développer ses compétences sociales et à se faire des amis, il est important de l'encourager à participer à des activités qu'elle aime et de la présenter à des pairs partageant les mêmes intérêts.

Vous pouvez également l'inscrire à des groupes de compétences sociales ou à des programmes de thérapie spécialement conçus pour aider les personnes autistes à développer leurs compétences sociales et leurs relations. Ces programmes peuvent impliquer des exercices de jeux de rôle, des activités de groupe et des discussions structurées qui aident les adolescents à apprendre à interagir avec les autres dans des situations sociales.

Encourager l'expression de soi et la communication

De nombreuses personnes autistes ont du mal à exprimer leurs émotions et à communiquer leurs besoins et leurs désirs. Cela peut être particulièrement difficile pour les adolescentes qui doivent composer avec les émotions complexes et la dynamique sociale de l'adolescence. Pour aider votre fille à s'exprimer et à communiquer efficacement, il est important de créer un environnement sûr et favorable dans lequel elle se sent entendue et comprise.

Encouragez-la à utiliser des mots, des gestes ou d'autres formes de communication pour exprimer ses émotions et validez ses sentiments en les reconnaissant et en les acceptant. Vous pouvez également l'aider à apprendre à communiquer efficacement en lui enseignant des compétences d'affirmation de soi, comme dire « non » lorsqu'elle se sent mal à l'aise ou demander de l'aide lorsqu'elle en a besoin.

Soutenir une estime de soi et une image corporelle positives

Une faible estime de soi et une image corporelle négative peuvent être courantes chez les adolescentes, et ces problèmes peuvent être amplifiés chez les personnes autistes. Pour aider votre fille à développer une estime de soi positive et une image corporelle saine, concentrez-vous sur ses forces et ses capacités et encouragez-la à participer à des activités qu'elle aime et dans lesquelles elle se sent en confiance.

Il est également important de s'attaquer à tout discours intérieur ou comportement négatif qui pourrait avoir un impact sur son estime de soi, et de lui fournir un renforcement et un soutien positifs lorsqu'elle fait preuve de confiance en soi et d'acceptation de soi. Entourez-la de modèles positifs qui incarnent une image corporelle saine et une estime de soi, et encouragez-la à se concentrer sur ses qualités et ses dons uniques.

Gérer le stress et l'anxiété

Le stress et l'anxiété peuvent être courants chez les adolescents, et les personnes autistes sont particulièrement sensibles à ces émotions. Pour aider votre fille à gérer son stress et son anxiété, il est important de créer un environnement prévisible et structuré qui réduit les facteurs de stress et procure un sentiment de sécurité.

Vous pouvez également l'aider à développer des stratégies d'adaptation pour faire face au stress, comme des exercices de respiration profonde, de l'activité physique ou d'autres formes de soins personnels. Encouragez-la à participer à des activités qu'elle trouve relaxantes et agréables, et fournissez-lui un renforcement positif lorsqu'elle réussit à gérer son stress et son anxiété.

En conclusion, soutenir le développement émotionnel et social des adolescentes autistes nécessite une combinaison de compréhension, d'empathie et de stratégies pratiques. En offrant à votre fille le soutien et les encouragements dont elle a besoin pour surmonter les défis de l'adolescence, vous pouvez l'aider à développer une estime de soi positive, des relations saines et les compétences dont elle a besoin pour s'épanouir.

CHAPITRE TROIS : Naviguer dans le système éducatif et les cheminements de carrière

Défis éducatifs

Les adolescents autistes, en particulier les filles, peuvent être confrontés à des défis uniques dans le système éducatif, notamment des difficultés d'attention et de concentration, de traitement de l'information et d'interactions sociales avec leurs pairs et les enseignants. Pour aider votre fille à réussir à l'école, il est important de travailler en étroite collaboration avec ses enseignants et ses professionnels de l'éducation pour élaborer un plan éducatif personnalisé qui répond à ses besoins et à ses points forts individuels.

Cela peut impliquer des aménagements tels qu'une durée prolongée pour les examens, un environnement de test calme ou des modifications du programme. Vous pouvez également apporter un soutien supplémentaire en embauchant un tuteur, en l'inscrivant à des programmes spécialisés ou en recherchant des options éducatives alternatives telles que des cours en ligne ou l'enseignement à domicile.

Développer des compétences de vie autonome

À mesure que votre fille approche de l'âge adulte, il est important de l'aider à développer les compétences dont elle a besoin pour vivre de manière indépendante. Cela peut inclure des compétences pratiques telles que la cuisine, le ménage et la budgétisation, ainsi que des compétences personnelles telles que prendre soin de soi et interagir socialement.

Encouragez votre fille à mettre en pratique ces compétences dans des situations réelles, comme préparer des repas, faire la lessive et gérer son argent, et fournissez un renforcement positif pour ses efforts et ses réalisations. Vous pouvez également lui apporter un soutien supplémentaire en l'inscrivant à des programmes ou à des cours qui enseignent des compétences de vie autonome, ou en embauchant un coach personnel ou un mentor spécialisé dans l'aide aux personnes autistes à développer ces compétences.

Explorer les options de carrière

Aider votre fille à explorer et à poursuivre ses objectifs de carrière est une partie importante de son développement global. Cela peut impliquer de l'encourager à participer à des stages, à des activités d'observation au travail ou à des opportunités de bénévolat, ou de l'inscrire à des programmes professionnels qui l'aident à développer les compétences dont elle a besoin pour réussir sur le marché du travail.

Il est également important de prendre en compte ses forces et ses intérêts individuels lorsqu'elle explore les options de carrière, et de lui fournir soutien et conseils tout au long du processus de recherche d'emploi. Vous pouvez également la mettre en contact avec des organisations professionnelles et des groupes de soutien qui peuvent lui fournir des ressources et des conseils supplémentaires au fur et à mesure qu'elle développe sa carrière.

Défendre ses besoins

Tout au long de ses études et de sa carrière, il est important de défendre les besoins de votre fille et de veiller à ce qu'elle ait accès aux ressources et au soutien dont elle a besoin pour réussir. Cela peut impliquer de travailler en étroite collaboration avec les responsables de l'école, les employeurs et d'autres professionnels pour garantir que ses aménagements et ses besoins sont satisfaits, et de défendre ses droits et son accès aux ressources et opportunités.

Il est également important de donner à votre fille les moyens de se défendre elle-même, en lui apprenant à communiquer ses besoins, à s'affirmer et à naviguer dans les différents systèmes et processus qui peuvent avoir un impact sur sa vie.

En conclusion, naviguer dans le système éducatif et dans les parcours professionnels des adolescentes autistes nécessite une combinaison de soutien, de plaidoyer et de développement de compétences pratiques. En travaillant en étroite collaboration avec votre fille et en lui fournissant les ressources et les conseils dont elle a besoin pour réussir, vous pouvez l'aider à atteindre ses objectifs et à atteindre son plein potentiel.

CHAPITRE QUATRE : Gérer les comportements difficiles chez les adolescentes autistes

Un comportement difficile fait référence à tout comportement difficile à contrôler pour une personne, qui interfère avec sa capacité à fonctionner dans la vie quotidienne ou qui crée des difficultés importantes pour les autres. Cela peut inclure des comportements tels que l'automutilation, l'agression, les crises de colère et la destruction de biens, entre autres.

Causes des comportements difficiles dans l'autisme

Il existe un certain nombre de causes différentes à l'origine d'un comportement difficile chez les personnes autistes, notamment :

Surstimulation : La surstimulation peut entraîner de l'anxiété et de la frustration, qui peuvent à leur tour entraîner un comportement difficile.

Difficultés de communication : lorsque les personnes autistes ont des difficultés à communiquer leurs besoins, leurs désirs ou leurs émotions, elles peuvent adopter un comportement difficile pour faire passer leur message.

Différences de traitement sensoriel : Comme indiqué au chapitre IV, les personnes autistes peuvent éprouver des difficultés de traitement sensoriel, ce qui peut entraîner une sur- ou une sous-sensibilité à certains stimuli. Cela peut conduire à un comportement difficile comme moyen de faire face à l'inconfort ou à la détresse.

Changements ou transitions : Les changements de routine ou les transitions d'une activité à une autre peuvent être particulièrement difficiles pour les personnes autistes et peuvent entraîner un comportement difficile.

Stratégies efficaces pour gérer les comportements difficiles :

La gestion des comportements difficiles chez les adolescentes autistes peut être un processus complexe et continu, mais il existe un certain nombre de stratégies qui peuvent être utiles, notamment :

Soutien aux comportements positifs : Le soutien au comportement positif est une approche proactive et fondée sur des données probantes pour gérer les comportements difficiles, qui met l'accent sur la compréhension et la résolution des causes sous-jacentes du comportement, plutôt que de simplement punir ou punir un comportement.

Formation à la communication et aux compétences sociales : L'amélioration des compétences de communication et sociales peut aider les personnes autistes à mieux exprimer leurs besoins et leurs désirs et à réduire le risque de comportements difficiles.

Interventions sensorielles : Comme indiqué au chapitre IV, les interventions sensorielles peuvent aider les personnes autistes à gérer leurs différences de traitement sensoriel et à réduire la probabilité de comportements difficiles.

Médicament : Dans certains cas, des médicaments peuvent être prescrits pour traiter des symptômes spécifiques qui contribuent à un comportement difficile, comme l'anxiété ou le trouble déficitaire de l'attention avec hyperactivité (TDAH).

Soutien des parents et de la famille : Impliquer les parents et d'autres membres de la famille dans la gestion des comportements difficiles peut être extrêmement bénéfique, car cela contribue à assurer la cohérence et fournit un soutien supplémentaire à la personne autiste.

Faire face à un comportement difficile en public :

Faire face à un comportement difficile en public peut être particulièrement difficile, car cela peut attirer l'attention et créer de l'embarras. Certaines stratégies pour gérer les comportements difficiles en public comprennent :

Préparation : Préparer votre fille à quoi s'attendre dans une situation donnée et lui donner des attentes claires en matière de comportement peut aider à réduire le risque de comportement difficile.

Planification proactive : Si vous savez que votre fille pourrait éprouver des difficultés dans une situation donnée, planifier à l'avance peut contribuer à réduire la probabilité d'un comportement difficile et à le gérer plus facilement s'il se produit.

Communication : Une communication ouverte et honnête avec votre fille, ainsi qu'avec d'autres personnes susceptibles d'être impliquées dans une situation donnée, peut aider chacun à comprendre ses besoins et à lui apporter le soutien nécessaire.

Demander l'aide d'un professionnel

Si un comportement difficile constitue un problème persistant ou grave, il peut être utile de demander l'aide d'un professionnel. Cela peut impliquer de demander une référence à un spécialiste du comportement ou de demander l'aide d'un professionnel de la santé mentale spécialisé dans l'autisme et le comportement.

La gestion des comportements difficiles chez les adolescentes autistes peut être un processus complexe et continu, mais il existe un certain nombre de stratégies efficaces qui peuvent être utiles. En travaillant en étroite collaboration avec votre fille et

CHAPITRE CINQ : Comprendre et gérer les différences de traitement sensoriel

Le traitement sensoriel fait référence à la façon dont notre cerveau interprète et répond aux stimuli de notre environnement. Pour les personnes autistes, le traitement sensoriel peut être particulièrement difficile, car elles peuvent éprouver des difficultés à traiter et à intégrer les informations sensorielles. Cela peut entraîner une sur sensibilité ou une sous-sensibilité à certains stimuli, tels que le son, la lumière, le toucher ou le mouvement, ce qui peut avoir un impact sur leur fonctionnement quotidien et leur qualité de vie globale.

Différences courantes de traitement sensoriel dans l'autisme :

Certaines des différences de traitement sensoriel les plus courantes que les personnes autistes peuvent rencontrer comprennent :

Hypersensibilité au bruit : De nombreuses personnes autistes ont une sensibilité accrue au son, ce qui peut entraîner un inconfort ou une détresse dans des environnements bruyants.

Hyposensibilité au toucher : Certaines personnes autistes peuvent avoir une sensibilité réduite au toucher, ce qui peut entraîner un besoin de stimuli physiques plus intenses pour se sentir satisfaites.

Sensibilité au mouvement : Certaines personnes autistes peuvent ressentir un inconfort ou une détresse lorsqu'elles participent à des activités qui impliquent du mouvement, comme conduire une voiture ou participer à des activités physiques.

Sensibilité à la lumière : Certaines personnes autistes peuvent avoir une sensibilité accrue à la lumière, ce qui peut entraîner un inconfort ou une détresse dans des environnements très éclairés.

Comprendre et gérer les différences de traitement sensoriel :

Afin de comprendre et de gérer efficacement les différences de traitement sensoriel, il est important de travailler en étroite collaboration avec votre fille et des professionnels spécialisés dans l'autisme et le traitement sensoriel. Cela peut impliquer de mener une évaluation complète pour déterminer la nature et la gravité des différences de traitement sensoriel de votre fille et d'élaborer un plan personnalisé qui répond à ses besoins et préférences individuels.

Certaines stratégies qui peuvent être utiles pour gérer les différences de traitement sensoriel comprennent :

Environnements sensoriels : Créer un environnement sensoriel à la maison et dans d'autres contextes peut contribuer à réduire l'inconfort et la détresse. Cela peut impliquer de réduire les niveaux de bruit, d'ajuster l'éclairage ou de proposer des expériences sensorielles riches telles que la musique, le mouvement ou le toucher.

Interventions sensorielles : Les interventions sensorielles, telles que la thérapie d'intégration sensorielle ou les régimes sensoriels, peuvent aider les personnes autistes à gérer leurs différences de traitement sensoriel et à améliorer leur fonctionnement global.

Techniques apaisantes : Encourager votre fille à adopter des techniques apaisantes, telles que la respiration profonde, la méditation ou l'activité physique, peut l'aider à gérer son stress et à améliorer son bien-être général.

Communication : Une communication ouverte et honnête avec votre fille au sujet de ses différences de traitement sensoriel, ainsi qu'avec les enseignants, les membres de la famille et les autres soignants, peut aider chacun à mieux comprendre ses besoins et l'aider à gérer ses différences de traitement sensoriel.

Soutenir le développement social et émotionnel :

En plus de remédier aux différences de traitement sensoriel, il est important de soutenir le développement social et émotionnel de votre fille, car ces domaines peuvent être étroitement liés à ses expériences sensorielles. Cela peut impliquer de l'encourager à s'engager dans des activités sociales, comme rejoindre des clubs ou participer à des événements communautaires, et de l'aider à développer des compétences efficaces en communication et en résolution de problèmes.

Il est également important de lui apporter soutien et conseils alors qu'elle affronte les défis de l'adolescence et développe son sentiment d'identité et d'estime de soi. Cela peut impliquer de rechercher des conseils ou une thérapie, de se connecter avec des groupes de soutien ou simplement d'être là pour elle alors qu'elle traverse cette période passionnante mais parfois difficile de sa vie.

Comprendre et gérer les différences de traitement sensoriel est un élément important du soutien au bien-être général et à la réussite des adolescentes autistes. En travaillant en étroite collaboration avec votre fille et des professionnels spécialisés dans l'autisme et le traitement sensoriel, vous pouvez l'aider à gérer efficacement ses différences de traitement sensoriel et à atteindre son plein potentiel.

CHAPITRE SIX : Soutenir les adolescentes autistes dans la construction de leur indépendance

L'indépendance fait référence à la capacité de prendre soin de soi et de prendre des décisions sans dépendre des autres. Cela peut inclure des tâches telles que la gestion des finances, la conduite des activités de la vie quotidienne et la prise de décisions concernant sa propre santé et son bien-être.

Importance de l'indépendance pour les personnes autistes :

Pour les personnes autistes, développer l'indépendance peut être particulièrement important pour un certain nombre de raisons, notamment :

Améliorer la qualité de vie : Avoir les compétences et la confiance nécessaires pour vivre de manière indépendante peut aider les personnes autistes à mener une vie plus épanouissante et plus satisfaisante.

Réduire la dépendance envers les soignants : En développant leur indépendance, les personnes autistes peuvent réduire leur dépendance à l'égard des autres, ce qui peut contribuer à réduire le stress et à améliorer leur bien-être général.

Améliorer les compétences sociales : Grâce au processus d'indépendance, les personnes autistes peuvent développer et améliorer leurs compétences sociales, tout en apprenant à interagir avec les autres et à naviguer dans le monde qui les entoure.

Domaines clés d'indépendance sur lesquels se concentrer

Il existe un certain nombre de domaines clés de l'indépendance sur lesquels il peut être particulièrement important pour les personnes autistes de se concentrer, notamment :

Compétences de la vie : Cela peut inclure des tâches telles que la gestion des finances, les courses, la cuisine et les tâches ménagères.

Soins auto-administrés : Cela peut inclure des activités telles que gérer son hygiène personnelle, prendre soin de sa propre santé et prendre des décisions concernant son propre bien-être.

Compétences sociales : Cela peut inclure le développement et le maintien de relations significatives, l'apprentissage d'interagir avec les autres dans divers contextes et la navigation dans les normes et attentes sociales.

Compétences professionnelles : Cela peut inclure l'acquisition de compétences liées à l'emploi, l'apprentissage de la façon de trouver et de conserver un emploi et le développement des compétences nécessaires pour réussir sur le lieu de travail.

Soutenir l'autonomie des adolescentes autistes :

Il existe un certain nombre de stratégies qui peuvent être utiles pour aider les adolescentes autistes à acquérir leur indépendance, notamment :

Enseignement structuré : L'enseignement structuré peut impliquer de décomposer des tâches complexes en étapes plus petites et plus faciles à gérer, et d'enseigner ces étapes de manière systématique et cohérente.

Activités de renforcement des compétences : S'engager dans des activités de développement des compétences, telles que des cours d'apprentissage de la vie quotidienne ou des programmes de formation professionnelle, peut aider les personnes autistes à développer les compétences et la confiance dont elles ont besoin pour vivre de manière indépendante.

Pratique : Une pratique régulière peut aider les personnes autistes à acquérir la maîtrise et la confiance dans leurs nouvelles compétences, et peut également contribuer à généraliser ces compétences à d'autres situations.

Implication de la communauté : S'engager dans des activités et des événements dans la communauté peut aider les personnes autistes à développer leurs compétences sociales et à établir des relations avec les autres.

Renforcement positif : Utiliser le renforcement positif, comme des éloges ou des récompenses, pour renforcer le comportement souhaité peut aider les personnes autistes à se sentir motivées et confiantes dans leurs efforts pour devenir indépendantes.

Favoriser l'autonomie à la maison :

Les parents et les autres membres de la famille peuvent jouer un rôle essentiel en aidant les adolescentes autistes à acquérir leur indépendance. Certaines stratégies pour soutenir l'indépendance à la maison comprennent :

Encouragement : Encourager et soutenir votre fille dans ses efforts pour devenir plus indépendante peut l'aider à se sentir confiante et motivée dans ses activités.

Responsabilité : Donner à votre fille des responsabilités croissantes, comme les tâches ménagères ou la préparation des repas, peut l'aider à développer ses compétences de vie et son sens des responsabilités.

Collaboration : Travailler avec votre fille pour fixer et atteindre des objectifs liés à l'indépendance peut l'aider à se sentir plus impliquée et plus autonome dans le processus.

Planification de l'indépendance : Travailler avec votre fille pour créer un plan pour atteindre son indépendance, et réviser et ajuster régulièrement ce plan si nécessaire, peut aider à garantir qu'elle est sur la bonne voie et qu'elle fait des progrès.

La flexibilité : Rester flexible et ouvert d'esprit dans votre approche du soutien à l'indépendance peut vous aider à être en mesure de répondre aux besoins et aux défis changeants de votre fille à mesure qu'elle grandit et se développe.

Accompagnement professionnel : Rechercher le soutien de professionnels, tels que des thérapeutes, des enseignants en éducation spécialisée ou des spécialistes de la réadaptation professionnelle, peut fournir à votre fille des conseils et un soutien supplémentaire dans ses efforts pour développer son indépendance.

Célébrer les réussites : Célébrer les réussites de votre fille, aussi petites soient-elles, peut l'aider à renforcer sa confiance en elle et à la garder motivée alors qu'elle s'efforce d'acquérir une plus grande indépendance.

N'oubliez pas que soutenir l'indépendance des adolescentes autistes est un voyage et que les progrès ne sont pas toujours linéaires. Cependant, avec du dévouement, de la patience et les bons outils et stratégies, vous pouvez aider votre fille à acquérir les compétences et la confiance dont elle a besoin pour vivre une vie épanouissante et indépendante.

CHAPITRE SEPT : Naviguer dans la transition vers l'âge adulte

La transition de l'adolescence à l'âge adulte peut être une période difficile pour tout jeune, mais elle peut être particulièrement difficile pour les personnes autistes. Cependant, avec le soutien et la préparation appropriés, cette période peut aussi être une expérience passionnante et stimulante.

Se préparer à l'âge adulte : La préparation à l'âge adulte doit commencer bien avant que votre fille n'atteigne ce stade et doit impliquer de la préparer aux exigences pratiques, sociales et émotionnelles de la vie adulte. Cela peut impliquer de développer des compétences telles que la gestion financière, les soins personnels et la vie indépendante.

Éducation et formation postsecondaires : Encourager votre fille à poursuivre des études et une formation postsecondaire peut constituer une étape importante dans sa transition vers l'âge adulte et peut l'aider à acquérir les compétences et les connaissances dont elle a besoin pour réussir sur le marché du travail.

Trouver et conserver un emploi : Trouver et conserver un emploi est une étape importante vers l'indépendance et l'âge adulte, et peut constituer un défi pour de nombreuses personnes autistes. Encourager votre fille à participer à des opportunités d'expérience de travail, à des stages ou à des programmes de réadaptation professionnelle peut l'aider à acquérir les compétences et la confiance dont elle a besoin pour réussir sur le marché du travail.

Établir des relations et créer des liens : Établir des relations et établir des liens est un élément important de la transition vers l'âge adulte et peut aider votre fille à bâtir un réseau de soutien composé d'amis, de membres de la famille et de la communauté. Encourager votre fille à participer à des activités et à des groupes sociaux, tels que des clubs ou des organisations, peut l'aider à établir des relations et des liens.

Vie autonome : Encourager votre fille à vivre de manière indépendante peut constituer une étape majeure dans sa transition vers l'âge adulte et peut l'aider à acquérir les compétences et la confiance dont elle a besoin pour vivre seule. Cela peut impliquer de l'aider à trouver et à obtenir son propre logement, ainsi que de lui fournir le soutien dont elle a besoin pour entretenir son logement.

Gestion de la santé mentale : La gestion de la santé mentale est un élément important de la transition vers l'âge adulte et peut être particulièrement difficile pour les personnes autistes. Encourager votre fille à rechercher le soutien de professionnels de la santé mentale, tels que des thérapeutes ou des conseillers, peut l'aider à développer la résilience dont elle a besoin pour gérer sa santé mentale tout au long de sa vie.

Naviguer dans le système juridique : Naviguer dans le système juridique, y compris comprendre ses droits et ses responsabilités en tant qu'adulte, peut être un défi pour tout jeune, mais cela peut être particulièrement difficile pour les personnes autistes. Encourager votre fille à demander l'aide de professionnels du droit, tels que des avocats ou des avocats, peut l'aider à naviguer dans le système juridique en toute confiance et facilité.

En conclusion, soutenir votre fille dans sa transition vers l'âge adulte peut être une expérience difficile mais enrichissante. En la préparant aux exigences pratiques, sociales et émotionnelles de la vie adulte et en l'encourageant à rechercher le soutien et les conseils de professionnels, vous pouvez l'aider à acquérir les compétences et la confiance dont elle a besoin pour vivre une vie épanouissante et indépendante.

Ce que chaque fille autiste souhaiterait que ses parents sachent

Comprendre l'autisme : Les filles autistes souhaiteraient peut-être que leurs parents comprennent mieux ce que signifie être autiste, y compris les forces et les défis qui accompagnent cette identité neurodivergente.

Communication : Les filles autistes souhaiteraient peut-être que leurs parents comprennent leurs méthodes de communication préférées et s'efforcent de répondre à leurs besoins. Cela peut inclure d'accorder plus de temps pour le traitement, d'utiliser des aides visuelles ou d'éviter un apport sensoriel trop important.

Empathie et validation : Les filles autistes souhaiteraient peut-être que leurs parents fassent preuve d'empathie et valident leurs expériences et leurs émotions, au lieu de les minimiser ou de les invalider.

Expression de soi : Les filles autistes peuvent souhaiter que leurs parents soutiennent leurs intérêts particuliers et leurs modes d'expression, plutôt que d'essayer de les conformer aux attentes de la société.

Indépendance : Les filles autistes souhaiteraient peut-être que leurs parents encouragent et soutiennent leur indépendance, plutôt que d'essayer de contrôler tous les aspects de leur vie.

Autonomisation : Les filles autistes souhaiteraient peut-être que leurs parents leur donnent le pouvoir de prendre leurs propres décisions et choix, plutôt que de prendre des décisions à leur place.

Comprendre les sensibilités sensorielles : Les filles autistes souhaiteraient peut-être que leurs parents comprennent mieux leurs sensibilités sensorielles et s'efforcent de répondre à ces besoins dans leur environnement.
Reconnaissance des forces : les filles autistes souhaiteraient peut-être que leurs parents reconnaissent et célèbrent leurs forces et leurs talents, plutôt que de se concentrer uniquement sur leurs défis.

En conclusion, chaque fille autiste est unique, avec ses propres forces, défis et besoins. En s'efforçant de comprendre et de répondre à ces besoins, les parents peuvent aider leurs filles à s'épanouir et à vivre une vie épanouie.